常见疾病科普问答丛书

甲状腺
疾病防治百问百答

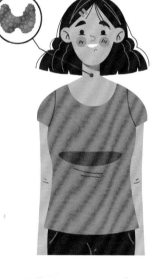

   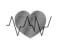

组织编写　深圳大学总医院
丛书主编　巩　鹏　张贤彬
分册主编　梁　博　陈　燕
分册副主编　刘　鹏　郑　彪

U0284078

人民卫生出版社
·北京·

版权所有，侵权必究！

图书在版编目（CIP）数据

甲状腺疾病防治百问百答 / 巩鹏，张贤彬主编. —
北京：人民卫生出版社，2023.7
ISBN 978-7-117-33821-9

Ⅰ.①甲… Ⅱ.①巩… ②张… Ⅲ.①甲状腺疾病 –
防治 – 问题解答 Ⅳ.①R581-44

中国版本图书馆 CIP 数据核字（2022）第 194820 号

人卫智网	www.ipmph.com	医学教育、学术、考试、健康， 购书智慧智能综合服务平台
人卫官网	www.pmph.com	人卫官方资讯发布平台

甲状腺疾病防治百问百答
Jiazhuangxian Jibing Fangzhi Bai Wen Bai Da

主　　编：巩　鹏　张贤彬
出版发行：人民卫生出版社（中继线 010-59780011）
地　　址：北京市朝阳区潘家园南里 19 号
邮　　编：100021
E - mail：pmph @ pmph.com
购书热线：010-59787592　010-59787584　010-65264830
印　　刷：北京顶佳世纪印刷有限公司
经　　销：新华书店
开　　本：889×1194　1/32　印张：3　插页：8
字　　数：48 千字
版　　次：2023 年 7 月第 1 版
印　　次：2023 年 8 月第 1 次印刷
标准书号：ISBN 978-7-117-33821-9
定　　价：25.00 元
打击盗版举报电话：010-59787491　E-mail: WQ @ pmph.com
质量问题联系电话：010-59787234　E-mail: zhiliang @ pmph.com
数字融合服务电话：4001118166　E-mail: zengzhi @ pmph.com

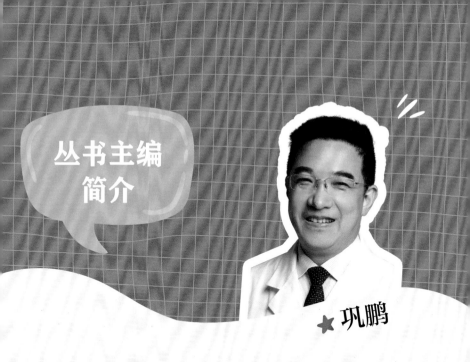

丛书主编
简介

★ 巩鹏

医学博士，主任医师，教授，博士及博士后合作导师，深圳市地方级领军人才，国家重点研发计划重点专项咨询专家及评审专家。

现任深圳大学总医院执行院长、深圳大学胃肠道肿瘤精准防治研究所所长、深圳大学总医院普外科学科带头人。兼任中国医师协会外科医师分会胆道外科医师委员会委员、中国抗衰老促进会肿瘤营养专业委员会常务副主任、广东省医学会外科学分会常务委员、广东省医师协会胰腺病专业委员会常务委员、广东省抗癌协会胰腺癌专业委员会常务委员、广东省医学会外科学分会胆道肿瘤学组副组长、深圳市医学会外科专业委员会副主任委员、深圳市医院管理者协会医院公共关系专委会副

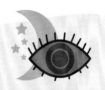

主任委员、深圳市医院管理者协会国际交流合作中心副主任委员、深圳市医师协会甲状腺专科医师分会副会长、《中国普通外科杂志》编委。同时兼任国家自然科学基金委员会、山东省自然科学基金委员会、中国博士后科学基金委员会和香港科研基金委员会评审专家。

从业三十余年来，针对普外科常见疾病如甲状腺癌、乳腺癌、胃肠道肿瘤和肝胆胰肿瘤的手术治疗积累了颇为丰富的临床经验，尤其是在微创外科领域具有独到的见解和渊博的知识，在国内达到领先水平。作为国家卫生健康委普外科内镜诊疗技术培训项目专家委员会副主任委员，参与制定了多项消化道肿瘤的指南和专家共识，其带领的深圳大学总医院普外科团队荣获2020年度"中国健康公益星·十大公益科室"奖。

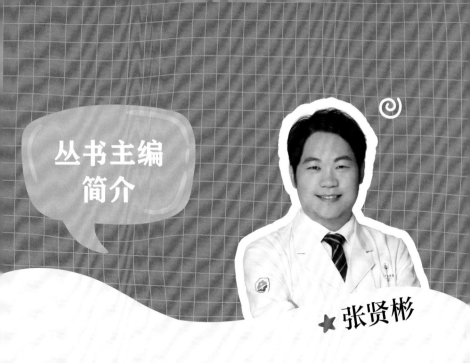

丛书主编简介

★ 张贤彬

医学博士，研究员，主治医师，深圳大学总医院博士后合作导师，深圳市海外高层次人才，深圳市优秀科技创新人才。兼任中国研究型医院学会数字智能化外科专业委员会青年委员，深圳市医院管理者协会国际交流中心委员，*Military Medical Research*、*Recent Patents on Anti-Cancer Drug Discovery*、*Lipids in Health and Disease*、*Clinical Medicine Insights-oncology* 等杂志编委和客座编委。以第一作者或者通讯作者发表 SCI 论文 35 篇，主持国家自然科学基金青年科学基金项目、广东省自然科学基金青年科学基金项目、中国博士后科学基金面上项目、深圳市海外高层次人才启动项目等 5 项国家、省部及市级科研项目。

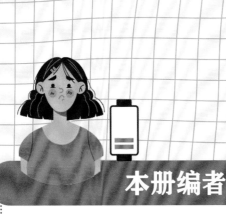

本册编者

（以姓氏汉语拼音为序）

陈　燕　　付兰莹　　葛林娜　　巩　鹏　　郭子昂

胡婉珍　　梁　博　　刘　鹏　　刘　忠　　刘宇朦

马丽君　　秦佳琳　　孙培伟　　汪　婷　　王玉丽

吴晓莳　　姚银攀　　余　洋　　曾志武　　张　薇

张瑾泽　　张贤彬　　郑　彪　　郑顺利

朱恒梁　　朱金峰

序言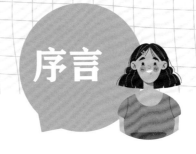

　　《"健康中国 2030"规划纲要》当中提到，到 2030 年将居民健康素养水平提升至 30%。提高公众的健康素养水平需要加强健康科普，让伪科普不攻自破，公众需要掌握更多的关于医疗、卫生、健康，以及养生方面的知识。因此，深圳大学总医院组织院内普外科知名专家及青年骨干，针对患者较为关心的临床问题编纂了"常见疾病科普问答丛书"。

　　随着环境的变化和人口老龄化进程加快，我国甲状腺疾病的发病率增长了近 5 倍，据统计，我国各类甲状腺疾病患病率为 50.96%。甲状腺癌是常见的头颈部肿瘤，据《2020 年全球癌症统计报告》，中国甲状腺癌新发病人数 22.1 万。然而，我国人民群众对甲状腺疾病的知晓率、筛查率、诊断率仍然不高。在这种情况下，甲状腺健康逐渐成为了社会各界广泛关注的热点问题。

众所周知，甲状腺是人体重要的内分泌器官。它位于颈部喉结下方，气管两旁，形状类似展开翅膀的蝴蝶。甲状腺分泌的甲状腺激素，用于调节人体使用能量的速度、制造蛋白质、调节身体对其他激素的敏感性。若甲状腺出现了异常，人体的能量代谢、体温、心、脑、肌肉和其他器官都会受到影响。根据流行病学调查数据显示，甲状腺异常检出率跟年龄呈正相关，年龄越大，异常的概率越高。尤其女性更容易"中招"，异常检出率是男性的 1.8 倍，60 岁以上的女性中，有近半数被检出异常。因此，甲状腺的早期筛查、早期诊疗尤为重要。甲状腺疾病是一种常见疾病，发病率较高，虽然近 90% 的甲状腺结节是良性的，但还是有 10% 左右的人可能罹患甲状腺癌。因此，查出甲状腺结节后，应及早进行治疗，避免出现更严重的情况。

甲状腺疾病的危害性相对较大，所以当出现甲状腺的症状时，必须及时前往医院就诊。如果不能进行及时治疗，很有可能会对患者的多处器官产生影响，所以，早发现、早诊断、早治疗是非常重要的。

《甲状腺疾病防治百问百答》一书，由长期在临床工作并且经验丰富的甲状腺外科医生编写，结合了临床工作中所遇到的甲状腺疾病患者经常疑惑的相关问题，从专业的角度，采用问答形式深入浅出地讲解甲状腺疾病的相关知识。内容丰富多彩，涉及的知识面广泛，通俗易懂，使非医学专业的读者能够快速了解甲状腺疾病相关知识，能够使甲状腺疾病患者深入了解甲状腺疾病防、诊、治的方法，使其对甲状腺疾病不再陌生，更有利于提高患有甲状腺疾病特别是甲状腺癌的患者的身心健康。

巩鹏

2023 年 7 月

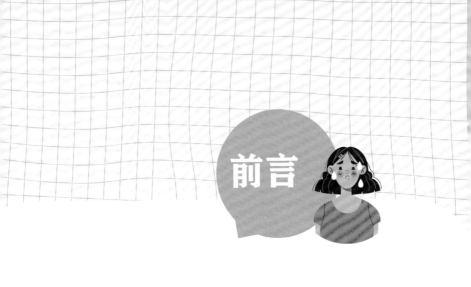

前言

　　甲状腺是人体的重要组成部分，甲状腺产生的激素几乎影响身体的每一个细胞。甲状腺激素是维持机体基础代谢的重要物质，具有协调脂肪、糖及蛋白质等物质代谢的作用。甲状腺疾病主要分为内科治疗的甲状腺疾病和外科治疗的甲状腺疾病两大类。内科治疗的甲状腺疾病主要包括甲状腺功能亢进症（俗称甲亢）、甲状腺功能减退症（俗称甲减）和甲状腺炎症（包括急性、亚急性和慢性甲状腺炎症）。外科治疗的甲状腺疾病包括甲状腺肿和甲状腺肿瘤。两者的主要区别是内科治疗的甲状腺疾病，甲状腺功能检查有异常；而外科治疗的甲状腺疾病，甲状腺功能检查都正常。但两者并不是绝对孤立的，两者之间也可以相互转变，特别是内科治疗的甲状腺疾病也可能需要外科治疗。

　　近年来，全球范围内甲状腺癌的发病率增长迅速，据全国肿瘤登记中心的数据显示，我国城市地区女性甲状腺癌发病率位居女性所有恶性肿瘤的第 4 位。甲状腺癌是常见的甲状腺恶性肿瘤，约占全身恶性肿瘤的 1%。本书就甲状腺癌的发病机制、病理特征、预防措施、治疗方法及康复预后等，特别是早期发现、自我检查，为甲状腺癌患者和广大群众提供了科普知识，收集了临床当中最常见也是患者们最关心的问题，并给予了既专业又通俗易懂的回答。期望能通过浅显易懂的语言，从认识疾病、就诊指导、治疗疾病、饮食调养和日常保健等方面讲述甲状腺癌相关的最新知识，以消除患者的认识误区，提高民众的自我保健意识，加深对甲状腺癌的认识。

　　本书采用一问一答的形式，问题贴近患者，编者权威讲解，同时，医学专业学生、社区医生、全科医生及临床护理人员也可借鉴和参考书中的相关内容。本书是由编者经收集大量国内外文献资料并结合长期的临床工作经验编写而成，内容全面、系统，旨在普及有关甲状腺良性疾病及甲状腺癌的预防和诊疗知识，方便读者理解和掌握，为更多的甲状腺疾病患者提供帮助，进一步提高生活质量。

梁博　陈燕

2023 年 7 月

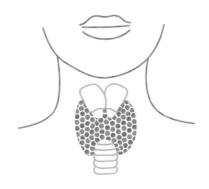

目录

别不信，甲状腺疾病离我们并不远：
流行病学与高危因素

当好自己健康的第一责任人：甲状腺疾病预防与筛查

防微杜渐，是我们一直要做的事情：甲状腺癌临床表现与诊治

与治疗同等重要的事儿：甲状腺疾病护理

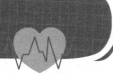

61. 有些甲状腺疾病患者

治疗后 ≠ 结束，我们都要保持警惕：甲状腺疾病随访

别不信，甲状腺疾病离我们并不远：流行病学与高危因素

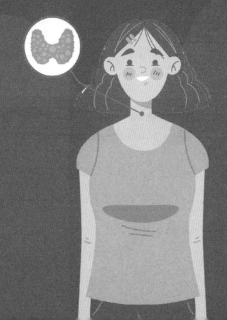

1. 甲状腺在人体起什么作用？

合成甲状腺激素，调节机体代谢。

甲状腺是我们体内最大的一个内分泌腺体，也是比较表浅的一个腺体。甲状腺在颈前部甲状软骨的下方，位于气管的两旁，呈蝴蝶形状，分为左右两叶，中间是峡部。

甲状腺具有非常重要的功能，因为它能分泌甲状腺激素，甲状腺激素可调节代谢。当甲状腺功能亢进时基础代谢率会增加，产热会增加，所以甲亢的时候吃得多，反而消瘦或者体重不增长。另外，甲状腺对人体生长发育是非常重要的，特别是促进脑细胞和智力的发育。所以，如果孩子在母体内出现甲状腺功能减退、甲状腺激素合成障碍，或者是甲状腺发育异常，就会出现孩子长不高，出现智力的异常，叫呆小病。所以说，甲状腺是非常重要的一个器官。

2. 甲状腺癌的发病率高吗？

高。

国家癌症中心最新数据显示：在女性人群中，甲状腺癌（thyroid carcinoma，TC）发病率已经占据常见肿瘤的第 3 位。我国人群甲状腺癌的年龄标化发病率（ASIR）由 2005 年的 3.21/10^5，增加至 2015 年的 9.61/10^5，女性甲状腺癌发病率显著高于男性（比例约为 3 : 1），城市地区发病率显著高于农村地区，发病率最高的年龄组为 50 ~ 54 岁，发病率由高到低的顺序为城市女性、农村女性、城市男性和农村男性。

2005 年至 2015 年的十年间，我国总体人群年龄标化发病率的每年平均增长百分比（AAPC）为 12.4%，也就是说甲状腺癌发病率以每年 12.4% 的速度快速增长，增长趋势男性高于女性（AAPC 13.3% vs. 10.7%），城市地区与农村地区无显著差异（AAPC 14.8% vs. 15.0%），发病率增长速度在 30 ~ 39 岁年龄组中最快（AAPC 为 16.7%）。

3. 什么人要警惕甲状腺癌呢?

☆有家族病史的人。

☆甲状腺结节迅速增长的人。

☆不明原因声音沙哑的人。

☆精神压力大和爱生气的人。

☆经常暴露在高辐射工作环境中的人。

☆碘摄入量过多的人。

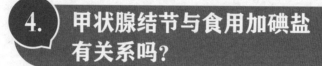

4. 甲状腺结节与食用加碘盐有关系吗？

有一定的相关性。

甲状腺激素的合成有赖于饮食提供充足的碘，碘在胃肠道被还原为碘化物，然后可被肠道吸收，并转运到甲状腺内，参与一系列甲状腺的自身调节和甲状腺激素的稳态，维持人体的正常功能。

临床上缺碘和高碘均有可能导致甲状腺结节，因此发现甲状腺结节后建议先到医院进行检查，诊断属于缺碘人群还是高碘人群，是否存在其他甲状腺疾病，再决定如何治疗，以及是否需要食用加碘盐或避免食用加碘盐，根据实际情况，进行科学补碘。

5. 长期食用海产品会不会得甲状腺癌？

有一定的相关性。

高碘食物中以海产品的含碘量最高，其中尤以海带、海蜇、紫菜、苔条和淡菜为甚。多项流行病学调查表明，碘摄入量与甲状腺癌的发生及其病理类型有关。有学者对辽宁和河北两省低碘、适碘和高碘三类地区14周岁及以上人群进行甲状腺癌流行病学调查，发现高碘地区甲状腺癌发病率高，且患者病理类型主要为乳头状癌，这与过高的碘摄入量有关。在人群研究中，碘摄入量与甲状腺疾病发生风险呈 U 形曲线，即过高或过低碘摄入均会增加甲状腺疾病的发生风险。另有研究显示，碘的长期过高或过低摄入均可导致脑垂体过度分泌促甲状腺激素，而这会导致甲状腺滤泡上皮细胞显著增生，引起甲状腺肿，最后甚至突变成甲状腺癌。碘过高或过低摄入除了增加甲状腺癌发生风险外，也会影响甲状腺癌的病理类型，有研究发现在碘充足地区乳头状癌发病率较高，而在碘缺乏地区滤泡状癌发病率偏高。

6. 为什么我会长甲状腺结节？

甲状腺结节的病因通常分为三类：缺碘；特殊时期身体激素水平变动（如孕期、绝经期）；甲状腺素合成和代谢的障碍。

对于甲状腺结节，如果前两个因素都排除了，且没有发现其他甲状腺疾病，那么，保持观察是最好的应对方式。目前研究表明，甲状腺结节的发病与以下多个因素有关。

☆**内分泌状态** 甲状腺是内分泌的重要器官，因此，甲状腺结节的发病受内分泌状态的影响较为明显。研究显示，女性甲状腺结节发病率较男性高。女性体内的性激素，尤其是雌激素可能影响甲状腺结节生长因子水平的改变，增加对促甲状腺激素的敏感性，从而促进甲状腺结节的发病。

☆**自身免疫性甲状腺疾病** 也与甲状腺结节的发病相关，其中慢性淋巴细胞性甲状腺炎，由于甲状腺组织不断遭受免疫攻击，使甲状腺功能减退从而引起血清促甲状腺激素长期升高，促使了甲状腺结节甚至甲状腺癌的形成。

☆**电离照射** 也是甲状腺结节发病的重要危险因素，相关研究调查结果证实，曾经接触过头颈部照射的人群甲状腺结节的发病率比普通人群更高，尤其是在儿童时期。因此，儿童在接受 X 片、CT 等检查时应该注意保护甲状腺。

☆**碘摄入量** 大量研究已表明，个体碘摄入量与甲状腺结节的发生密切相关，碘摄入量与甲状腺疾病的关系呈 U 型曲线。碘作为合成甲状腺激素的必备原料，当体内缺乏碘时甲状腺激素合成减少，反馈性使垂体分泌促甲状腺激素增多，进而使甲状腺滤泡代偿性增生，导致甲状腺结节发病率增加；而碘摄入过量时同样也会增加甲状腺结节发病的风险，高碘会诱发自身免疫反应和细胞凋亡，导致甲状腺细胞过度凋亡，降低甲状腺激素合成水平，从而反馈性引起促甲状腺激素升高，刺激甲状腺滤泡增生引起结节形成。因此，无论碘缺乏或者碘过量均会促进甲状腺结节的发生。

☆**遗传与基因突变**　研究表明，具有甲状腺结节疾病家族史的人群相对普通人更容易发生甲状腺结节，这表明甲状腺结节的发病具有一定的遗传基础。同时，甲状腺结节的发生与某些原癌基因、抑癌基因的突变所导致其功能的异常激活或者抑制有关。目前，已知多种候选基因，如 *TERT*、*BRAF*、*RAS*、*RET*、*P53*、*MET* 等基因的活化或重新表达，可能参与了甲状腺结节尤其是甲状腺肿瘤的发病。

7. 甲状腺癌与长期熬夜有关系吗？

有关系。

甲状腺癌的发病原因与日常生活习惯有着非常密切的关系，长期熬夜可能会造成甲状腺癌的发生。大量研究表明，内分泌激素水平紊乱是甲状腺癌发病的重要危险因素，而长期熬夜会导致体内的内分泌激素水平紊乱，细胞的代谢异常及突变，从而引发甲状腺癌的发生。

8. 甲状腺癌会遗传吗？

有一定的遗传性。

甲状腺癌多为散发疾病，既往认为其发病跟环境关系比较大，如电离辐射、碘摄入异常等。流行病学显示，父母发生了甲状腺癌，其后代发生甲状腺癌的概率高于一般人群，但总体发病率还是比较低的。甲状腺髓样癌仅占甲状腺恶性肿瘤的 4% ~ 8%，而其中 1/4 可能为遗传性甲状腺髓样癌，除少部分由 *NTRK1* 基因突变引起外，绝大部分由位于 10q11.2 的原癌基因 *RET* 突变所致，这是一种单基因显性遗传疾病。家族性非髓样甲状腺癌约占分化型甲状腺癌的 5%，目前已知的易感基

因包括 *TCO* 基因、*PTC/PRN* 基因和 *NMTC1* 基因等。另外，有一些家族性肿瘤综合征的患者也可能发生家族性非髓样甲状腺癌，如 *PTEN* 基因突变所致多发性错构瘤综合征（常染色体显性遗传病）、*APC* 基因突变所致的家族性腺瘤性息肉病（常染色体显性遗传病）等。如果父母得了此类疾病，其后代患甲状腺癌的概率将较大程度增加。有相关家族史的高危人群一定要定期进行甲状腺的相关检查。

9. 甲状腺癌会传染吗？

不会。

甲状腺癌本身不是一个传染病，所以在日常生活和工作中接触甲状腺癌患者是不会被传染的。而有聚集性发生的甲状腺癌，多与生活、工作在甲状腺癌的易感环境或家族性遗传相关。

10. 为什么女性容易得甲状腺癌？

可能与女性体内的激素水平有关。

流行病学显示，女性患甲状腺癌的概率是男性的 3

倍。女性甲状腺癌多发于 35～45 岁，发病率高主要与女性体内的激素水平以及女性受情绪、压力的影响相对更大等因素有关。许多研究发现，甲状腺肿瘤多发于生育期妇女，而绝经后的女性发病率呈明显下降趋势。甲状腺肿瘤中存在两种雌激素受体，两者对甲状腺肿瘤分别产生促进和拮抗作用，这可能是女性甲状腺肿瘤相对高发的原因之一。

11. 甲状腺癌的高发年龄是多少？

甲状腺癌发病率在 0～14 岁处于较低水平；女性从 15 岁开始快速升高，在 45～54 岁达到高峰；男性从 15 岁开始缓慢上升，在 60～64 岁达到高峰。也有部分地区甲状腺癌发病高峰前移，为 40～44 岁，因此中青年应成为甲状腺癌重点防治人群。

甲状腺癌死亡率随年龄增加逐渐上升，男性在 70～74 岁、女性在 85 岁以上达到高峰。45～54 岁为女性的绝经年龄段，一项研究结果表明女性绝经年龄是乳头状甲状腺癌的一个独立危险因素。

12. 放射线辐射会引起甲状腺癌吗？

会的。

暴露于电离辐射是甲状腺癌一个比较明确的危险因素，核电站或核武器产生的放射物及一些医疗检查是电离辐射的主要来源，如切尔诺贝利核电厂事故产生的核污染物、暴露于头颈部和胸背部上端的 X 射线或 CT 检查。职业暴露也是辐射来源，一项有关医疗放射人员癌症发病率与风险评估的中国研究表明，发生甲状腺癌风险与职业暴露 X 射线有关；另一项关于瑞典口腔医护人员长期暴露于低剂量 X 射线的研究显示，女性发生甲状腺乳头状癌风险与 X 射线暴露存在剂量反应关系。

知识点 如需进行涉及该部位的 X 线或 CT 检查时，在不影响检查效果的前提下可佩戴防辐射围领，以防护我们的甲状腺。

13. 为什么得甲状腺癌的人越来越多呢？

对于甲状腺癌发病率逐年升高，有学者指出其可能原因如下。

☆愿意到医院进行癌症检查或治疗的患者数量增多。

☆癌症检测水平提高，如随着体检项目中颈部彩超的普及，甲状腺微癌检出率明显提高。

☆环境污染、电离辐射、精神压力、碘摄入量改变及桥本甲状腺炎发病率的升高，都可能是造成甲状腺癌发病率升高的原因。

14. 甲状腺癌的发病与地域有关系吗？

有关系。

世界卫生组织下属国际癌症研究机构（IARC）在2020年发表的一项研究显示甲状腺癌的发病城乡差异显著。《柳叶刀 - 糖尿病及内分泌学》最新发表一项研究，进一步分析了中国不同地区甲状腺癌的流行病学特点。在 21 个城市登记处，甲状腺癌发病率显著高于附近农村地区。城市地区，女性和男性的年龄标准化发病率分别为 19.0 例 /10 万人和 6.1 例 /10 万人，附近农村地区分别为 4.9 例 /10 万人和 1.4 例 /10 万人。这种地理差异主要体现在甲状腺乳头状癌上。

15. 甲状腺炎会癌变吗？

一般不会发生癌变。

但是，在临床上，甲状腺炎的类型多种多样，如果属于桥本甲状腺炎，则存在恶性病变的可能性，可能会发生慢性淋巴细胞浸润等不良情况，进而出现结节癌变。不过对于亚急性甲状腺炎以及无痛性甲状腺炎，癌变概率几乎为零。故在被诊断为该种疾病时，不要有较大的心理压力。为了防止甲状腺炎出现癌变等严重后果，需要加强病情监测。建议在确诊之后积极接受检查，尤其是要在专业医生指导下定期做甲状腺 B 超或核素扫描一类的检查，以确定甲状腺功能状态。若发现有类似于甲状腺癌的症状，就要进一步做穿刺细胞学检查。

16. 儿童也会得甲状腺癌吗？

会的。

儿童的甲状腺结节多为恶性，并且分化型甲状腺癌的组织学、分子特点和临床表现与成人患者相比均有显著差异。儿童甲状腺癌发生率，实际上比成人要高。据统计，1/4 的成人有甲状腺的肿物，但是，极个别的是甲状腺癌。对于儿童来说，一旦发现甲状腺肿物，恶性的比例会更高一些，所以对儿童的甲状腺肿物，一定要更加仔细检查，更加慎重对待。首先，术前的评估一定要准确，到底是良性的还是恶性的；其次，儿童的局部病变可能会范围更广泛，常常又很容易出现淋巴结转移，甚至是双侧的颈淋巴结转移，所以手术设计也要更加精准。

当好自己健康的第一责任人：甲状腺疾病预防与筛查

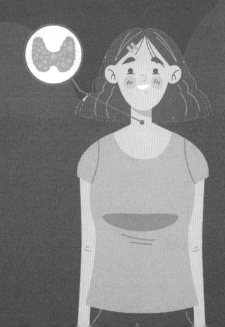

17. 甲状腺癌的筛查建议有哪些？

☆甲状腺要同时进行功能检查和形态检查。

☆一般人群：目前没有用于甲状腺癌早期检测或常规筛查的标准试验。临床颈部体检：20～29岁每2～3年检查1次，30岁以后每年检查1次。颈部超声检查（包括甲状腺、颈部、锁骨上）：30岁以后每年1次。

☆高危人群：颈部超声检查（包括甲状腺、颈部、锁骨上），每年1次。

☆女性妊娠期和哺乳期结束时，建议分别进行1次颈部超声检查。

18. 哪些女性在怀孕前最好做下甲状腺疾病的筛查？

甲状腺疾病与遗传有一些关系，首先应询问甲状腺疾病家族史，很多老百姓听说家族史就认为只是母亲、父亲，实际上并不是这样，而是也包括子女、兄弟姐妹等直系亲属，如果这些人中有患过甲状腺疾病，比如说甲亢或者甲减，那么就属于高危人群，是需要做筛查的。

如果以前发现过甲状腺功能的异常，发现过甲状腺结节，有过甲状腺抗体阳性，在平时生活中经常有怕冷，或者是特别怕热、心慌，有这些甲亢或甲减的症状一定要找医生判断，比如有没有可能是甲状腺功能异常的疾病，需不需要做进一步的检查。

在外观上发现甲状腺肿大，吞咽或者照镜子发现明显鼓出的包块，这种情况一般要做进一步检查。

孕妇在以前有过不明原因的流产，或者是早产病史，这也是一种危险因素。再次怀孕的时候，应该做甲状腺功能的筛查。

还有一些甲状腺疾病属于地方性疾病，比如已知所住地方是缺碘的地区（如山区，可能接触到海产品比较少，且未摄入加碘盐），在怀孕之前，应该做甲状腺疾病的筛查。

我们建议在怀孕之前的三个月内做甲状腺疾病的筛查，如果发现异常及早干预。

19. 甲状腺癌可以早期发现吗？

可以。

事实上，现在大多数甲状腺癌的发现比过去早得多，且可以成功地治愈。大多数早期甲状腺癌的发现是因为患者自己看到颈部肿块或体检发现结节。

所以，如果有异常的症状，如颈部肿块或脖子肿胀，应该马上去看医生。除了外观看到肿块之外，出现声音嘶哑、吞咽困难、呼吸困难，或颈前部疼痛等症状也可能是甲状腺癌引起的，建议及早就医，找出原因。

20. 甲状腺癌可以预防吗？

对于部分已知的风险因素是可以预防的。

甲状腺癌的确切病因还不能完全确定，目前认为可能与癌基因、生长因子、碘摄入情况、电离辐射、性别、遗传等因素的影响有关。其中，减少辐射暴露，可以一定程度上降低甲状腺癌的发病概率，在非必要情况下儿童尽量减少这类辐射性的检查。当需要做这些检查的时候，医生会尽量用最低剂量的辐射来做。另外，可以进行血液检查寻找家族性甲状腺髓样癌（MC）中的基因突变。一旦这种疾病在一个家庭中被发现，其他家庭成员就可以对突变基因进行检测，切除携带异常基因的儿童的甲状腺可能会预防这种可能致命的癌症。

21. 颈部没有任何不适症状需要常规体检甲状腺吗？

需要。

近年来，随着甲状腺疾病发病率的逐渐增高，普通百姓对甲状腺疾病也有了一定的重视。但仍有很多人认为自身没有甲状腺区域的不适感，就没有患甲状腺疾病。其实大多数的甲状腺癌患者初期是没有任何不适症状的，往往出现临床症状再就医可能已经错过了最佳的治疗时机。

22. 甲状腺癌病灶越小，病情就越轻吗？

不是。

甲状腺癌并不一定是病灶越小，病情就越轻。甲状腺癌大部分是乳头状癌，临床上将癌灶最大直径≤1厘米的甲状腺乳头状癌（无论是否有淋巴结转移）定义为甲状腺微小乳头状癌（papillary thyroid microcarcinoma, PTMC）。多项研究发现，PTMC的发病率为2.0%～35.6%，提示大多数PTMC可以表现为良性临床行为，即惰性、无症状、不影响患者的生存，显示出其"人癌共存"的特征，一般进展缓慢，预后较好。但另一方面已经明确的是，微小癌并不等同于低危癌或早期癌，部分 PTMC 具有易发生颈部淋巴结转移的特征，会继续生长并显示出侵袭性的临床病理特点，增加复发风险。因此，甲状腺癌的侵袭性与病灶大小无必然相关性。

23. 哪些甲状腺疾病患者有必要做细针穿刺检查（FNAB）？

不是所有的甲状腺疾病患者都需要做细针穿刺检查（fine-needle aspiration biopsy，FNAB）。

FNAB 需要根据超声检查结果分析，具体如下：①推荐直径 > 1 厘米，且超声检查有恶性征象的结节行 FNAB；②超声检查对于原发灶直径 < 1 厘米的甲状腺结节，不合并高风险超声特征和颈部淋巴结转移的特征时，建议可随访至 > 1 厘米后再行 FNAB 检查；③若甲状腺结节的超声检查中考虑颈部淋巴结转移来源于甲状腺癌，推荐对颈部可疑淋巴结行 FNAB 检查，以及洗脱液 Tg 监测；④甲状腺滤泡状癌直径 < 2 厘米时很少会发生远处转移，当超声提示甲状腺高回声结节直径

> 2 厘米时才考虑行 FNAB 等进一步检查。

24. 甲状腺细针穿刺病理回报未见癌是不是就"安全"了？

不一定。

对于初次细胞学不能明确的结节，建议超声引导下再次行细胞学检查，条件允许的话行现场细胞学评价（指在用穿刺等方法收集细胞标本时有病理医生在场，并对所得细胞进行快速评价、分流及初步诊断）。如果再次行细胞学检查仍无法明确，但超声影像高度可疑恶性的结节建议密切随访或外科手术切除，病理学明确诊断。对于超声高度可疑恶性而细胞学不能明确的结节，随访过程中直径增大 20% 或伴有癌变的高危因素者，建议手术切除以病理明确诊断。

25. 甲状腺细针穿刺的风险有哪些？

甲状腺细针穿刺引起的常见并发症为穿刺后局部疼痛和出血，一般穿刺后可以自行愈合。而严重并发症少见，如大血肿、感染、邻近器官损伤、肿瘤播散等。目前，大量的临床资料证实甲状腺穿刺的安全性是毋庸置疑的，甲状腺细针穿刺可以较大程度减少不必要的手术及手术后致残率、致死率。

26. 对于甲状腺癌的血清标志物都有哪些？

从现有的甲状腺癌指南来看，一般来讲推荐的是两种血清标志物，一种叫甲状腺球蛋白（Tg），一种叫降钙素（Ctn）。

甲状腺球蛋白主要针对的是分化型甲状腺癌，是分化型甲状腺癌的肿瘤标志物。降钙素主要针对的是甲状腺髓样癌。但是目前甲状腺球蛋白的检测方法可能还受到甲状腺球蛋白抗体的干扰，所以有的时候检测甲状腺球蛋白会同时检测另外一个标志物，即甲状腺球蛋白的抗体。对于髓样癌，因为降钙素用于临床上稍微晚了一点，在这之前有另外一个标志物叫癌胚抗原（CEA），它在甲状腺髓样癌当中也用得比较多一些，这方面的数据也相对较多。所以对髓样癌来讲，通常也会用到CEA联合降钙素这两个指标来进行判断。但是，肿瘤标志物定位都是筛查指标，一般用于长期的动态观察，包括甲状腺癌的肿瘤标志物也是同样的，确诊还是要做病理检查。

27. 对于甲状腺癌做基因检测有没有意义？

非常有意义。

很多研究证实，甲状腺乳头状癌有将近一半患者有 *BRAF* 基因的突变，滤泡性的肿物可能有 *RAS* 基因的突变，*BRAF* 基因的突变对诊断甲状腺乳头状癌有非常重要的意义。所以我们做一个 *BRAF* 基因的检测，不仅对诊断有帮助，而且对确定手术方案、评估预后和治疗都是有帮助的。如果术前我们检测到了 *BRAF* 基因的突变，这时候可能提示这个患者的肿瘤侵袭性相对强，医生就会选择一个手术范围比较大一点的手术方案。如果是在术后样本中检测到了 *BRAF* 基因，其阳性结果提示这个患者可能比没有 *BRAF* 基因突变的患者有更高的复发的风险，所以这一类患者应该密切观察随访。

28. 如果发现了甲状腺结节，需要抽血查哪些化验指标呢？

要看有没有甲状腺功能的改变，即甲减或甲亢。

有功能上的改变就要用药治疗，所以一定要测甲状腺激素，就是游离的 T_3、T_4，总的 T_3、T_4，还有促甲状腺激素（TSH）。如果结节伴有弥漫性甲状腺肿，需要除外桥本甲状腺炎，这时要看自身抗体有没有改变。目前，检测的甲状腺自身抗体有三种，即抗甲状腺球蛋白抗体、抗甲状腺过氧化物酶抗体和促甲状腺激素受体抗体，如有这些自身抗体的增高，提示伴有桥本甲状腺炎。另外要做一些甲状腺肿瘤标志物的检测，如甲状腺球蛋白。此外，还有一些其他常用的肿瘤标志物，如癌胚抗原（CEA）和降钙素。

防微杜渐，是我们一直要做的事情：甲状腺癌临床表现与诊治

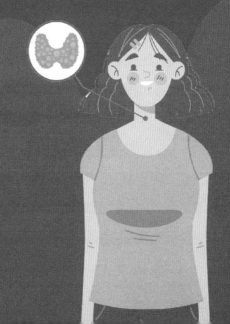

29. 出现哪些症状和体征要警惕甲状腺癌？

近年来，甲状腺结节的患病率明显增加，大部分患者自身无任何症状，通常在体检时通过甲状腺触诊和颈部超声检查而发现甲状腺局部的小肿块。有部分人是在洗澡、照镜子或被别人提醒才发现颈前包块的。晚期局部肿块疼痛，可出现压迫症状，常可压迫气管、食管，甚至使气管、食管移位。肿瘤局部侵犯重时可出现声音嘶哑、吞咽困难或交感神经受压引起霍纳综合征，侵犯颈丛神经可出现耳、枕、肩等处疼痛。颈淋巴结转移引起的颈部肿块在未分化癌发生较早。髓样癌由于肿瘤本身可产生降钙素和 5- 羟色胺，可引起腹泻、心悸、面色潮红等症状。

甲状腺癌体征主要为甲状腺肿大或结节，结节形状不规则，与周围组织粘连固定，并逐渐增大，质地硬，边界不清，初起可随吞咽运动上下移动，后期多不能移动。若伴颈部淋巴结转移，可触及颈部淋巴结肿大。

30. 良恶性甲状腺结节有何区别？

良恶性甲状腺结节可在多个方面进行区别，具体如下。

☆病史及家族史

如果头颈部曾做过放射治疗，甲状腺发生恶性病变的可能性比较大；如果直系亲属有甲状腺髓样癌或多发性内分泌瘤，甲状腺发生恶性肿瘤的机会也较高。

☆肿块的大小

大小不是判断良恶性的主要指标。目前认为小于1厘米的肿瘤，除非有其他的高度疑癌因素，否则可以继续观察。

☆结节的生长速度

生长快的结节提示为癌肿可能，但有些患者是在咳嗽或突然用力后突然发现甲状腺结节明显增大，这种情况大多是结节内出血引起的，而不是癌性肿块的迅速增长。

☆结节的质地

一个质地较软、光滑、可以用手推动的结节大多为良性。一个坚硬、固定、不痛的结节，恶性的机会大（但有例外）。

☆甲状腺结节的个数

单个结节癌变的机会远比多结节性甲状腺肿多；如果是多个结节，而且超声检查无可疑表现，可以继续观察。

☆症状

不管是良性还是恶性甲状腺结节，引起显著压迫症状（呼吸或吞咽困难）或声音嘶哑者，都应做手术治疗。

31. 甲状腺疾病为什么经常做超声检查？

超声检查操作简便、无创且廉价，高分辨率超声可检出甲状腺内直径＞2毫米的微小结节，可清晰地显示其边界、形态及内部结构等信息，是甲状腺最常用且首选的影像学检查方法。

推荐所有临床触诊或机会性筛查等方式发现甲状腺结节的患者进行高分辨率颈部超声检查。

32. 什么是超声引导下细针穿刺活检（US-FNAB）？

超声引导下细针穿刺活检，英文简称 US-FNAB。

FNAB 是利用细针对甲状腺结节进行穿刺，从中获取细胞成分，通过细胞学诊断对目标病灶性质进行判断。

US-FNAB 是在超声的引导下进行甲状腺结节穿刺，可提高取材成功率和诊断准确率，同时有利于穿刺过程中对重要组织结构的保护及判断穿刺后有无血肿，推荐作为进一步确定甲状腺结节良恶性的诊断方法。

33. 甲状腺疾病需要做电子计算机断层成像（CT）检查吗？

电子计算机断层成像，英文简称 CT。

CT 扫描对评价甲状腺肿瘤的范围与周围重要结构如气管、食管、颈动脉的关系，以及有无淋巴结转移有重要价值。由于甲状腺病变可侵入上纵隔或出现纵隔淋巴结肿大，故扫描范围应常规包括上纵隔。

CT 对中央组淋巴结、上纵隔组淋巴结和咽后组淋巴结观察具有优势，并可对胸骨后甲状腺病变、较大病变及其与周围结构的关系进行观察可清晰显示各种形态大小的钙化灶，但对于最大径 ≤ 5 毫米的结节及弥漫性病变合并结节的患者观察欠佳。

对于甲状腺再次手术的病例，了解残留甲状腺、评估病变与周围组织的关系及评价甲状腺局部及颈部的复发很有帮助。如无碘对比剂使用禁忌证，对于甲状腺病变应常规行增强扫描。薄层图像可以显示较小的病灶和清晰显示病变与周围组织、器官的关系。

34. 为什么甲状腺疾病很少做磁共振成像（MRI）检查？

磁共振成像，英文简称 MRI。

MRI 组织分辨率高，可以多方位、多参数成像，可评价病变范围及与周围重要组织结构的关系。通过动态增强扫描、DWI 等功能成像可对结节良、恶性进行评估。其不足在于对钙化不敏感，检查时间长，易受呼吸和吞咽动作影响，故甲状腺 MRI 检查不如超声及 CT 检查普及，目前在甲状腺的影像检查方面应用不多。

35. 甲状腺癌常规做正电子发射计算机断层成像（PET–CT）吗？

正电子发射计算机断层成像，英文简称 PET-CT。

PET-CT 不推荐作为甲状腺癌诊断的常规检查方法，对于下列情况，有条件者可考虑使用：①分化型甲状腺癌患者随访中出现甲状腺球蛋白（Tg）升高（＞ 10ng/ml），且碘 -131 诊断性全身显像（Dx-WBS）阴性者查找转移灶；②甲状腺髓样癌治疗前分期以及术后出现降钙素升高时查找转移灶；③甲状腺未分化癌治疗前分期和术后随访；④侵袭性或转移性分化型甲状腺癌患者进行碘 -131 治疗前评估（表现为 PET-CT 代谢增高的病灶摄取碘能力差，难以从碘 -131 治疗中获益）。

36. 什么是甲状腺癌功能代谢显像检查？

甲状腺癌功能代谢显像原理是利用甲状腺癌细胞对一些放射性显像药具有特殊的摄取浓聚机制，将这些显像物引入体内后可被甲状腺癌组织摄取和浓聚，应用显像仪器如 SPECT 或 SPECT-CT、PET-CT 进行扫描，获取病灶位置、形态、数量及代谢等信息并进行定位、定性、定量分析。鉴别颈部肿块的性质，寻找甲状腺癌的转移灶（有摄碘-131功能的癌）；可发现某些散发性克汀病的甲状腺缺失；可根据患者甲状腺的面积、重量，决定手术切除的多少和估算放射性碘-131的治疗剂量；并用于碘-131治疗甲亢前甲状腺的估重，以及观察术后残留甲状腺组织的形态等。

37. 甲状腺结节是否会癌变？

是有可能的。

绝大多数的甲状腺结节很多年没有明显变化，持续保持着"只如初见"的状态。在众多良性甲状腺结节中5%～15%为甲状腺癌，只有非常少部分的结节会在某次复查中出现一些变化，也就是所谓的"恶性征象"。但只要遵医嘱规律复查，这些变化完全能够在超声中早期发现。

38. 得了甲亢有什么症状？

甲亢，全称为甲状腺功能亢进。患者全身各系统都有不同程度的变化，具体包括如下几个方面。

☆**全身表现**：怕热、多汗、乏力、体重减轻。

☆**神经、精神方面**：神经质、易激动、情绪不稳定、焦虑不安、活动过多、注意力分散、失眠。

☆**心血管系统**：心悸、心跳加快、心律不齐、心绞痛。

☆**消化系统**：吃得多但容易饿、大便次数增多、腹泻。

☆**皮肤、肌肉**：皮肤潮湿、瘙痒，肌肉软弱无力、疼痛，甚至肢体突然不能活动（周期性瘫痪）。

☆**生殖、内分泌系统**：月经不规则、阳痿、生育力下降。

☆**血液系统**：白细胞减少、血小板减少或贫血。

50%～95% 甲亢患者有 3 项以上上述症状，根据这些症状比较容易想到患者可能患了甲亢。

但是，许多甲亢患者的症状并不典型。例如，随着年龄增长，易激动和怕热、多汗等症状会减轻，而食欲下降和体重减轻症状明显。

有些老年甲亢患者以腹泻和消瘦为主要症状，有的患者以房颤或心绞痛或慢性心力衰竭为主要表现。少数患者以低热为主要表现。

甲亢的体征主要有脉搏跳动过快，收缩期高血压，皮肤温暖、潮湿多汗，手抖，肌肉软弱，眼球突出，甲状腺肿大等。甲亢伴有心脏病时可有心律不齐、房颤、心室增大，部分患者有慢性充血性心力衰竭、心脏增大、肝大、下肢水肿等体征。一些甲亢患者没有甲亢的症状，抽血检查甲状腺功能只发现促甲状腺激素（TSH）一项指标高于正常，这种状态称作亚临床甲亢。这些患者虽然没有甲亢的症状，但可并发骨质疏松，容易骨折，也可并发房颤，也需要及时诊断和治疗。

39. 甲状腺结节是否都需要手术治疗？哪些情况可以选择定期复查？

不是所有的甲状腺结节都需要手术治疗。

发现了甲状腺结节，首先要明确诊断。第一，这个结节是良性还是恶性，第二要看甲状腺功能是不是正常，功能方面要不要干预处理，如果功能正常，主要看这个结节是良性还是恶性。可以在 B 超下做穿刺活检，以明确良恶性，准确率可达到 90%。

绝大多数甲状腺良性结节患者不需要特殊治疗，每6～12个月复查一次，行甲状腺超声检查，必要时重复甲状腺细针穿刺细胞学检查。

只有少数可疑恶性的患者需要手术、药物、介入及放疗等方法。

40. 甲状腺疾病可以通过吃药控制吗？

部分甲状腺良性病变伴有甲状腺功能低下或者甲状腺炎的患者，需要服用甲状腺素片来补充激素的水平。

因为甲状腺激素水平低会刺激甲状腺腺体的增生，所以通过外来甲状腺素的补充，可能会缓解甲状腺的增生。对于经历手术部分切除甲状腺腺体的患者，也需要及时补充甲状腺素。对于甲状腺恶性肿瘤，术后及时补充甲状腺素，也能够缓解肿瘤的局部复发，或者抑制它的远处转移。

41. 甲状腺癌彩超表现是什么？

甲状腺结节彩超中特异性较高的恶性征象：微小钙化、边缘不规则、纵横比 > 1。其他恶性征象包括实性低回声结节、晕圈缺如、甲状腺外侵犯、伴有颈部淋巴结异常超声征象等。颈部淋巴结异常征象主要包括淋巴结内部出现微钙化、囊性变、高回声、周边血流；此外，还包括淋巴结呈圆形、边界不规则或模糊、内部回声不均、淋巴门消失或皮髓质分界不清等。

42. 甲状腺彩超结果中都写着 TI-RADS 分类，具体有什么含义？

TI-RADS 全称为甲状腺影像报告和数据系统，是对甲状腺结节恶性程度进行评估的标准，有助于规范甲状腺超声报告，详情见下表。

TI-RADS 分类

分类	评价	超声表现	恶性风险
0	无结节	弥漫性病变	0
1	阴性	正常甲状腺（或术后）	0
2	良性	囊性或实性为主，形态规则、边界清楚的良性结节	0
3	可能良性	不典型的良性结节	< 5%
4	可疑恶性	恶性征象：实质性、低回声或极低回声、微小钙化、边界模糊 / 微分叶、纵横比 > 1	5% ~ 85%
4a		具有 1 种恶性征象	5% ~ 10%
4b		具有 2 种恶性征象	10% ~ 50%
4c		具有 3 ~ 4 种恶性征象	50% ~ 85%
5	恶性	超过 4 种恶性征象，尤其是有微钙化和微分叶者	85% ~ 100%
6	恶性	经病理证实的恶性病变	无

43. 什么是术前诊断"甲状腺癌"的金标准？

甲状腺穿刺细胞学检查。

它是评估甲状腺结节最准确、经济的方法，属于甲状腺结节术前检查的"金标准"。这一技术的应用较大程度减少了甲状腺的手术率，使不必要的甲状腺手术减少了 25%。甲状腺穿刺细胞学检查结果与手术病理结果有 90% 的符合率，术前通过穿刺诊断甲状腺癌的敏感度为 83%，特异性为 92%，阳性预测值为 75%，仅有 5% 的假阴性和 5% 的假阳性率。符合率高低取决于穿刺操作者、细胞病理医生的技术和经验。因此，对于怀疑恶性的结节，术前行细针穿刺抽吸活检能够减少不必要的手术，指导下一步的治疗。

44. 穿刺会导致甲状腺肿瘤扩散吗？

不会。

很多老百姓认为甲状腺结节做细针穿刺学检查会导致肿瘤细胞随针尖扩散，这种说法到底有没有依据，到底是不是这么回事呢？

医学专家们通过世界各国的大样本随访跟踪调查研究发现，甲状腺细针穿刺是不会导致肿瘤扩散的。甲状腺结节细针穿刺所选的用具是极细的针，穿刺时吸取甲状腺组织进行细胞学检查。细针穿刺采取抽吸取材，吸取的组织由负压吸引而藏于针芯中，不会漏出而污染其他层次的组织，无肿瘤扩散之虞。甲状腺结节细针穿刺运用至今，未见有针道种植肿瘤的报道，因此大可不必担心穿刺会引起肿瘤扩散。

45. 甲状腺结节穿刺的适应证是什么？

超声引导下甲状腺结节细针抽吸活检术（US-FNAB）的适应证：直径 > 1 厘米的甲状腺结节，超声有恶性征象者，推荐进行 US-FNAB；直径 ≤ 1 厘米的甲状腺结节，不推荐常规行穿刺活检，但若存在以下情况之一，可考虑超声引导下 FNAB：超声提示甲状腺结节有恶性征象；伴超声所见颈部淋巴结异常；童年期有颈部放射线照射史或辐射污染接触史；有甲状腺癌家族史或甲状腺癌综合征病史；^{18}F-FDG 显像阳性；伴血清降钙素水平异常升高。

46. 甲状腺结节穿刺的禁忌证是什么？

甲状腺结节穿刺的风险主要有出血、感染、疼痛、虚脱、穿刺不成功。因此，穿刺活检也有相应的禁忌证：凝血功能异常，具有出血倾向；出血、凝血时间显著延长，凝血酶原活动度明显减低；穿刺针途径可能损伤邻近重要器官；长期服用抗凝药；频繁咳嗽、吞咽等难以配合者；拒绝有创检查者；穿刺部位感染，须处理后方可穿刺；女性经期。

47. 甲状腺结节穿刺如果是阴性结果怎么办？

根据甲状腺细胞学病理学 Bethesda 报告系统，将甲状腺细针穿刺诊断结果第 1 类及为阴性，表明标本无法诊断或不满意。该类的恶性风险率为 1% ~ 4%。首次穿刺标本不满意或无法诊断者应当再次穿刺，但时间间隔不应少于 3 个月。再次穿刺能获得诊断性结果的病例数为 60%，连续两次标本不满意或无法诊断应考虑超声随访或手术。

48. 良性甲状腺结节治疗也是"一刀切"吗？

不是的。

多数良性甲状腺结节仅需要定期随访，无须特殊治疗。少数情况下，可选择手术治疗、TSH 抑制治疗、放射性碘 -131 治疗或者其他治疗手段。因此，"一刀切"并不是良性甲状腺结节的主要治疗手段。

出现以下情况，可考虑手术治疗：①出现与结节明显相关的局部压迫症状；②合并甲状腺功能亢进，内科治疗无效者；③肿物位于胸骨后或纵隔内；④结节进行性增长，临床考虑有恶变倾向或合并甲状腺癌高危因素；⑤因外观或思想顾虑过重影响正常生活而强烈要求手术者，可作为手术的相对适应证。

49. 甲状腺癌分哪几种？

根据世界卫生组织（WHO）的定义，甲状腺肿瘤的组织学分类主要分为：原发性上皮肿瘤、原发性非上皮肿瘤与继发性肿瘤。

甲状腺肿瘤的分类如下。

（1）原发性上皮肿瘤

1）滤泡上皮肿瘤：良性，滤泡性腺瘤。恶性，甲状腺癌。①分化型甲状腺癌：乳头状癌（PTC）、滤泡状癌（FTC）、分化差癌；②未分化癌（ATC）。

2）甲状腺滤泡旁细胞肿瘤（MTC）。

3）滤泡上皮与C细胞混合性肿瘤。

（2）原发性非上皮肿瘤

1）恶性淋巴瘤。

2）肉瘤。

3）其他。

（3）继发性肿瘤

约95%的甲状腺肿瘤来源于甲状腺滤泡细胞，其余的多来源于甲状腺滤泡旁细胞。滤泡上皮与甲状腺滤泡旁细胞混合性肿瘤十分罕见，同时含有滤泡上皮来源与甲状腺滤泡旁细胞来源的肿瘤细胞，其在组织来源上是否作为一种独立的甲状腺肿瘤尚有争议。甲状腺恶性淋巴瘤是最常见的甲状腺非上皮来源肿瘤，可独立发生于甲状腺，亦可为全身淋巴系统肿瘤的一部分。甲状腺肉瘤、继发性甲状腺恶性肿瘤等在临床中较少见，多为零星个案报道。

50. 什么是碘-131治疗？

碘-131只在甲状腺组织聚集，而不被其他组织摄取，甲状腺癌是人类内分泌肿瘤中最常见的肿瘤，其中绝大多数是分化程度较好的恶性肿瘤。分化型甲状腺癌细胞一般保留了正常甲状腺细胞能够摄取和利用碘离子的特性，当甲状腺切除后，甲状腺癌转移灶具有摄取碘-131的功能。在患者口服一定量的碘-131（溶液或胶囊）后，残余的甲状腺和转移灶能高度摄取碘-131，通过碘-131发射出的β射线，可以有效地清除残余甲状腺组织和杀灭肿瘤细胞，这种方法就叫"放射性碘治疗"。

51. 甲状腺癌术后为什么要做碘-131治疗？

甲状腺癌术后放射性碘-131治疗的意义在于：①碘-131可清除术后残留的甲状腺组织中难以探测的微小甲状腺癌病灶，以降低复发和转移率；②放射性碘治疗后的碘-131全身显像，可以发现其他影像学检查未能发现的新的转移灶；③通过测定血里的甲状腺球蛋白（Tg），监测有无复发或转移，既灵敏又准确，便于随访；④局部或远处转移灶（如肺、骨、脑等）经多次碘 -131 治疗后绝大部分效果好，可见病灶明显缩小，症状减轻，可提高生活质量，部分患者可以治愈。

52. 哪些甲状腺癌患者需要碘 -131 治疗？

甲状腺癌一般按病理类型分为乳头状癌、滤泡状癌、髓样癌和未分化癌四种类型，乳头状癌和滤泡状癌统称为分化型甲状腺癌，放射性碘治疗只适用于分化型甲状腺癌，甲状腺髓样癌和未分化癌不具备摄碘 -131功能，不适合用放射性碘治疗。

甲状腺癌的首选治疗是外科手术，而放射性碘治疗仅是术后的进一步治疗，二者之间是先后关系。因分化型甲状腺癌恶性程度不高，预后较好，目前国内外关于分化型甲状腺癌手术后是否需要碘 -131 治疗存在一定的争议。国外最新的甲状腺癌治疗指南（《2015ATA 指南》）：①对高危复发危险分层患者强烈推荐碘 -131 治疗。②对中危分层患者可考虑碘 -131 治疗，但其中有镜下甲状腺外侵犯但癌灶较小或淋巴结转移个数少、受累直径小，且不伴高侵袭性组织亚型或血管侵犯等危险因素的中危患者经碘 -131 治疗后未能改善总体预后，可不行碘 -131 治疗。③对低危分层患者，不推荐行碘 -131 治疗。

绝大部分甲状腺癌患者在手术切除后需进行放射性碘治疗，但甲状腺微小癌不伴淋巴结转移且无复发高危因素患者，指南并不推荐术后常规碘 -131 治疗。另外，肝肾功能不良、血象低下或者一些晚期重症甲状腺癌患者如因脑转移、骨转移出现颅内高压、脊髓压迫等症状时，尽管癌病灶能摄取和聚集一定量的放射性碘 -131，但由于碘 -131 治疗可能会危及生命，因此一般在碘 -131 治疗前需行外放疗等。

53. 碘 -131 治疗需要隔离吗？

需要。

碘 -131 不仅释放 β 射线，也发射 γ 射线。γ 射线具有较强的穿透能力，对患者本人、同病区的病员以及周围医护人员和其他正常人群都可能造成辐射危害。因此在进行大剂量碘 -131 治疗时需要采取屏蔽隔离。

另外，患者在接受碘 -131 治疗的早期会有大量的放射性排泄物，这些排泄物需要专门的污水处理系统，否则会严重污染环境。所以整个碘 -131 治疗的早期阶段需要在辐射隔离的条件下进行。

注意患者，在接受大剂量碘 -131 治疗时可能会出现各种并发症，住院治疗可早发现、早处理，减少意外发生。

54. 碘 –131 治疗的过程痛苦吗？

碘 -131 治疗过程是不痛苦的。

治疗过程中会有一些症状，但总体上是比较轻的，绝大多数人是可以接受的，有少数患者需要使用一些药物来辅助治疗。

除了身体上的症状，其实更多患者会在心理上表现出对"甲状腺癌"和"放射性碘 -131"的顾虑。有些患者会因为隔离导致孤独和胡思乱想，以致出现紧张、焦虑和情绪低落。

建议患者在接受碘 -131 治疗前要对这种疗法做充分的了解，避免治疗时过度担心；同时建议患者要学会缓解自己心理上的不适，可通过与亲朋好友打电话、发信息聊天等方式，排解心中的不良情绪。

55. 碘 -131 治疗有哪些副作用？

碘 -131 治疗后，患者可能会出现一些症状，这些症状通常会在 1～2 周内自行缓解，如果必要还可以通过一些药物进行预防。比如颈部会感觉肿胀，少数患者会有疼痛或压迫感，极少数会影响到呼吸；食欲缺乏、恶心、少数患者会发生呕吐；还有少数患者会有白细胞、血小板的下降。

除了以上这些症状，如果另有一些症状发生，则要及时就医。比如眼干、流泪、口干、味觉减退、腮腺肿痛等。碘 -131 治疗短期内可能会对生殖系统造成影响，建议在接受治疗后的 6 个月内避孕。

至于有些人担心的碘 -131 治疗会不会引发其他恶性肿瘤的问题，目前有比较大的争议，并没有定论。在进行碘 -131 治疗时，医生会就患者的病情，与患者一同权衡治疗带来的风险和获益，所以大家不要盲目担心。

56. 减少碘–131 治疗副作用的方法有哪些？

碘-131 治疗已经非常成熟，预防其副作用的方法也有很多。具体如下：①服用碘-131 前服用止吐药，可减轻碘-131 造成的胃肠道刺激；②口含酸味食物促进唾液腺分泌，有助于减少辐射对唾液腺的损伤；③治疗期间，避免佩戴隐形眼镜；④勤刷牙和漱口，保持口腔清洁；⑤多喝水，多排尿，必要时使用缓泻剂保持大便通畅，以帮助加快体内碘-131 的排泄；⑥服用可以提升白细胞的药物，尤其对于治疗前白细胞较低或者多次治疗的患者；⑦颈部肿胀明显，影响呼吸的患者，可以使用糖皮质激素来缓解症状；⑧如发生其他不适的症状，一定要及时与医护人员沟通，以便及时采取应对措施。

57. 碘–131 治疗前需要停用口服甲状腺素吗？

需要。

若开始碘-131 治疗，患者应提前 2～4 周停止甲状腺激素药物的使用，治疗前 1～2 周须采用低碘饮食。停用甲状腺激素药物是为了让垂体反馈性分泌促甲状腺激素（TSH），升高血液中 TSH 水平，从而让碘 -131 更好地被体内残留的甲状腺组织及癌细胞吸收，以便最大程度地发挥治疗作用。

58. 碘 -131 该如何服用？

目前最常用的方法是空腹或禁食 4 小时后口服。同时为了防止药瓶中有药液残留，医生或护士会将药瓶冲洗 1～2 次给患者服下。服完药后，还会要求患者喝一些水，以减少口腔里的碘 -131 残留。另外，碘 -131 服用后 2 小时内为防止食物对药物吸收的影响，患者是不能进食的。

59. 甲状腺癌需要靶向药物治疗吗？

暂时不需要。

甲状腺癌的靶向治疗药物正在研发中，目前我国尚未用于甲状腺癌的治疗。靶向药物治疗是近年来发展出来的一种针对难治性患者采用的一种分子靶向治疗。甲状腺癌的分子靶向治疗在过去短短数年中取得了迅速发展，其中对碘剂耐受的分化型甲状腺癌和复发、持续性及转移性甲状腺髓样癌的靶向治疗更是获得了大量的循证医学证据支持。同时，随着新的分子靶向治疗通路的不断发现、新的分子靶向治疗药物的相继涌现以及靶向联合放化疗等方案的创新尝试，未分化型甲状腺癌的靶向治疗研究同样取得很大进展。目前，随着大量临床Ⅲ或Ⅳ期甲状腺癌靶向治疗试验结果的相继公布，许多有代表性的靶向治疗药物，如索拉非尼、卡博替尼等，已经陆续被美国食品药品管理局（Food and Drug Administration，FDA）批准应用于临床甲状腺癌的治疗。相信随着靶向药物的不断研发以及临床循证医学证据的积累，靶向治疗将开辟甲状腺癌治疗的新途径。

与治疗同等重要的事儿：甲状腺疾病护理

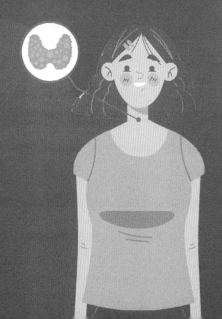

60. 甲状腺癌术前需要做哪些准备？

☆心理护理

由于患者及家属对疾病缺乏正确认识，一般会对手术产生不同程度的恐惧心理。这种负面情绪会对术后恢复、术后并发症的产生造成不良影响。术前需要患者及家属充分了解整个治疗方案。首先让患者充分了解甲状腺疾病的病因及有效的治疗措施。其次是患者的自我调整，放松心情，保证作息规律，保持良好的心态。

☆完善术前检查

做好术前常规检查，包括实验室检查：细针穿刺细胞学检查（个别需要），采血检验；影像学检查：颈部、胸部 X 线检查，心电图，超声检查，喉镜检查，气管软化试验，CT/MRI；甲状腺摄碘 -131 率测定等，以提供诊断材料。

☆饮食指导

甲状腺手术术前建议清淡饮食，不推荐常规行机械性肠道准备。一般按照全麻手术术前要求，禁食水 6 ~ 8 小时。

☆体位准备

由于甲状腺的解剖特点，患者在手术中要采取充分暴露术野的颈过伸仰卧手术体位。患者术后易出现肩颈不适、头晕、头痛和恶心呕吐等不适症状，为了减轻患者术中体位造成的不适症状，术前 2 天开始患者应进行头颈过伸位的练习。

☆皮肤准备

手术日当天早晨须对患者进行手术区域的皮肤准备，包括清洁，即洗浴或擦浴；必要时对手术部位使用电动发剪剪除 1 厘米以上毛发或使用脱毛剂去除毛发。手术部位清洁备皮的指征是手术部位皮肤表面无明显肉眼可见毛发，如颈部皮肤，可采取清洁皮肤的方法。备皮范围原则上要大于手术范围，上至下唇、下至两乳头连线，两侧至腋前线，后至斜方肌前缘，如需行颈淋巴结清除术者同时去除患侧耳上一寸半至颈后中线的头发。

61. 有些甲状腺疾病患者为什么要测定基础代谢率？

基础代谢率测定（basal metabolic rate，BMR）指人体在清醒、空腹、安静和无外界环境影响下的能量消耗率。使用基础代谢检测装置测定或根据公式计算：基

础代谢率 = （脉率 + 脉压） – 111。正常值为 ±10%；+ 20% ~ + 30% 者为轻度甲亢，+ 30% ~ + 60% 为中度甲亢，+ 60% 以上为重度甲亢。测量基础代谢率可以判断甲状腺疾病患者的甲亢程度。

62. 测量基础代谢率需要注意什么？

须在清晨、空腹、静卧时测定，停服可能影响甲状腺功能的药物。如果采用检测装置测定，测定前应静卧1 小时。

63. 怎样测量基础代谢率？

在清晨、空腹、静卧状态下进行，之前停服可能影响甲状腺功能的药物，测量血压及脉率值，根据公式"基础代谢率（%）= （脉率 + 脉压） – 111"计算。

64. 甲状腺癌手术前为什么要做喉镜检查？

喉镜检查能够重建气管图像，显示鼻咽、口咽、喉咽及各级气道的图像特征，为临床评估病灶分型、对气管的压迫情况、对环周浸润的程度作出判断，此外更为重要的是术前明确声带有无异常，便于术后鉴别是否有喉返神经损伤。

65. 甲状腺癌术前喉镜检查需要注意什么？

做喉镜检查时，易引起恶心、呕吐，所以检查前4～6小时禁饮食。

66. 甲状腺癌术前头颈过伸位怎样练习？

术前2天患者应进行头颈过伸位的训练。一般宜选择在餐后2小时，勿在空腹、饱腹状态练习，以防呕吐发生。

练习时充分暴露颈部，采取仰卧、伸颈、垫高肩背部（双肩垫20～30厘米高枕）、头后仰，尽量使下颌、气管、胸骨处于同一水平线，以利于充分暴露手术视野，在训练过程中患者应通过深呼吸来达到自我放松，以保证体位训练的有效性，开始以每次坚持 5 ~ 10 分钟为宜，循序渐进，根据耐受程度逐渐延长训练时间，最后使患者能够慢慢地适应体位。

训练过程中如出现头痛、头晕、心慌、恶心、呕吐等症状，应立即停止体位练习。对于特殊疾病的患者如颈椎疾病或者骨损伤的患者，禁止体位练习，防止继发性骨折的发生。

67. 甲状腺癌术后多久可以进食？饮食上注意什么？

甲状腺手术未涉及胃肠道，手术后血压稳定的患者，应尽早经口进食水，通过食物的刺激使迷走神经兴奋，促进胃肠道功能的恢复。

全麻甲状腺术后清醒且生命体征平稳的患者，一般术后 6 小时（具体时间遵医嘱）可给予少量微温（食品温度计测量：35 ~ 37℃）水，若无呛咳、吞咽困难等不适，可逐步给予清淡、易消化的微温流质饮食。

注意，食物不能过热，以免引起手术部位血管扩张，加重伤口渗血，少量多餐，尽量减少吞咽次数，防止机械刺激加重伤口出血。术后 24 ~ 72 小时饮食可由流质饮食—半流质饮食—软食—普食逐渐过渡，饮食搭配中要注意摄入高热量、高蛋白、高维生素物质，以满足术后身体对营养的需要。

68. 甲状腺癌术后如何进行颈部康复训练？

☆当日术后 6 小时

予半坐卧位，患者颈下围治疗巾，口含生理盐水，鼓腮，连续数十次，使漱口液充分冲击两侧颊部和两侧齿缝间隙。

☆术后 1~2 天

面部操：第 1 节，用双手大鱼际在同侧面部沿下颌角沿线自上而下按摩；第 2 节，示指（食指）、中指、环指（无名指）并拢后用指腹沿对侧下颌骨沿线向下而上按摩；第 3 节，双手掌大小鱼际同时拍击面部咬肌部位。

☆术后第 3 天

颈部操：第 1 节，下颌角分别靠近胸骨柄正中、左前 45°、左侧 90°，右前 45°、右侧 90°，共 5 个方向做低头运动；第 2 节，下颌靠近左右肩部 180° 旋转运动，来回交替。

肩部操：第1节，耸肩运动，左右肩部来回交替；第2节，肩关节做360°的旋转，左右来回交替；第3节，双手握拳屈肘90°，由胸前分别左右两边做扩胸运动。每一节分别按广播操4个8拍进行。

训练一般在工作日下午治疗结束后时进行。患者家属可参与同时进行训练，以便给予患者鼓励及指导。出院前评估患者颈肩部功能情况，出院后叮嘱患者继续每日1～2次训练，直至患者自觉舒适为止。

69. 甲状腺癌术后为什么要留置引流管？

甲状腺组织脆弱，难以结扎止血，同时由于颈部空间小，少量出血即可压迫气管引起窒息，需立即行手术探查止血。传统预防措施是在手术时常规放置引流管，目的是引流积血及渗液，减少术后窒息、切口感染发生概率。

70. 甲状腺癌术后留置引流管期间需要注意什么？引流管什么时候可以拔除？

要妥善固定颈部引流管，避免翻身或活动时挤压、扭曲引流管。保持负压引流通畅，严密观察并记录引流液的量、颜色及性质。

甲状腺引流管一般需要待引流量少于 20 毫升后再行拔除，一般是在手术后的第 3 ~ 4 天，过早地拔除甲状腺引流管会造成皮下积液等情况发生。

71. 甲状腺癌术后床旁为什么要备气管切开包？

甲状腺癌术后会根据病情，常规为患者床旁准备气管切开包。一旦出现术区出血压迫气管、气管塌陷等呼吸道梗阻的急症出现，可随时进行气管切开。

72. 甲状腺癌术后咽喉部经常有异物感是什么原因?

咽喉部不适是全身麻醉患者在气管插管术后除伤口疼痛外常见的主诉之一,主要有咽痛、咳嗽、声嘶和吞咽困难等,其中术后咽痛的发生率为 14.4% ~ 50%,声嘶发生率为 50.1% ~ 100.0%。可能与插管尺寸选择不当、操作手法娴熟度、插管后麻醉不稳定致呛咳以及气道内或气囊压力过大等,致使气道黏膜受损、声门区受压水肿有关。

73. 甲状腺癌术后为什么要冰敷或沙袋加压颈部伤口?

可减轻患者痛苦,减少伤口出血,降低颈部肿胀发生率。

冰敷能使局部皮肤、皮下组织和肌肉组织的温度迅速下降,皮肤表面温度在冰敷 20 分钟后即可降低至 13℃,可使组织散失巨大热量,使生物体内分子运动速率降低,组织代谢缓慢,可起到稳定创面的作用;冰敷还可增强交感神经对血管收缩的冲动,使血液黏稠度增加，可促进血液凝固进而有效地控制出血。

冰敷不仅能引起皮肤、皮下组织和肌肉组织的温度迅速下降，还可及时抑制组胺等炎性递质的释放，降低微血管的通透性，从而减轻水肿。冰敷能减慢神经传导速率，麻痹局部末梢神经，使神经末梢的敏感性降低，肌肉的电兴奋降低，破坏反射弧，减少肌肉痉挛，从而减轻疼痛，或缩短疼痛时间。

74. 甲状腺癌术后感觉颈部发紧、呼吸困难、胸闷怎么办？

甲状腺癌术后感觉颈部发紧，是由于切除后组织牵拉缝合较紧所致；甲状腺癌手术一般需要全麻，气管插管的刺激可能导致术后喉痉挛或水肿从而引发憋闷感，全麻过后麻醉药物未完全代谢也会导致胸闷、头晕等症状，这种呼吸困难一般是暂时性的，一般通过吸氧、雾化和静脉给药后可以缓解。但由于颈部趋于间隙较小，甲状腺紧邻气管，术后伤口出血量大时会对气管造成压迫，从而导致呼吸困难、胸闷，这种情况下需要紧急处置，必要时行气管切开。

75. 甲状腺癌术后最危重的并发症是什么？如何应对？

甲状腺癌患者术后呼吸道梗阻是最危险、最紧急的并发症，多发生在术后 48 小时以内。

血肿压迫喉及气管、双侧喉返神经损伤使声带麻痹阻塞呼吸道、喉头水肿、气管软化、喉痉挛、气管痉挛、颈部软组织异常肿胀、痰液阻塞等均可引起呼吸道梗阻，患者感觉憋气、气促或呼吸困难，出现鼻翼扇动。严重者呼吸困难明显，四肢远端青紫，缺氧明显；更严重者可发生窒息，病情十分危急，一旦发生呼吸道梗阻，需及时进行气管切开。

76. 甲状腺癌术后发热是切口感染吗？

不一定。

发热是外科手术后的常见症状，其原因可能为手术本身的创伤反应、细菌感染、免疫功能低下等，发热并不意味着一定出现了切口感染。甲状腺癌术后有些患者会发生低热，表现为腋温 37.3～38℃，一般不需要药物治疗；体温超过 38.5℃，怀疑细菌感染或手术相关的其他情况，需使用药物降温或抽血化验等专业处理。

77. 甲状腺癌术后疼痛使用止痛药物会有依赖吗？

一般不会。

术后伤口疼痛可以用止痛药，规范用药不会产生药物依赖。

药物镇痛是术后疼痛控制中护理的主体部分，是目前最有效的减轻疼痛的方法。害怕对麻醉止痛药成瘾是直接影响有效控制疼痛的主要原因，患者及家属应更新对麻醉止痛药的认识，要学会区分麻醉止痛药成瘾性、依赖性、耐药性的差别。

78. 甲状腺癌术后伤口需要每日换药吗？

不需要。

甲状腺癌术后伤口不需要每日换药，如伤口有渗液、伤口敷料松脱或患者出汗较多等情况下，医生会根据情况随时给予换药。

79. 甲状腺癌术后什么时候进行颈肩功能锻炼？如何锻炼？

鼓励患者尽早下床活动，开展日常进食与交流，做吞咽动作，这样可有效防止颈部粘连，减轻咽喉部紧滞感。

术后3~7天指导患者正确站立，将双手自然下垂或叉腰，缓慢将头侧向患侧，停顿数秒后恢复中立位，再缓慢偏健侧并保持数秒，重复5~10次，每天3次，训练颈部肌肉的等长与等张收缩功能。对于切口恢复较好患者增加头部旋转锻炼，自患侧开始旋转头部，幅度以自觉伤口疼痛耐受为宜，循序渐进逐渐加大活动范围。术后1周至出院，该阶段患者切口逐渐愈合，可指导做患侧或双侧肩关节绕关节盂耸肩动作，依次进行关节后位、前位、外侧位活动，左右交替进行。

治疗后≠结束，我们都要保持警惕：甲状腺疾病随访

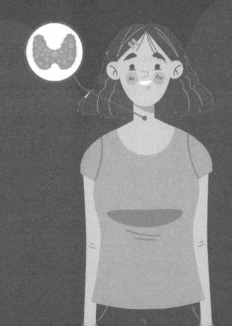

80. 甲状腺癌手术治疗的效果怎么样？

总体治疗效果很好。

甲状腺癌总体复发风险估计范围为 1% ~ 55%，分为低危（≤ 5%）、中危（6% ~ 20%）、高危（＞ 20%），风险等级主要与组织学特征有关，如肿瘤性质、分级、分期、有无局部 / 远处 / 淋巴结转移及血管侵犯等。其中，按照病理分型，预后由好到差依次为乳头状癌、滤泡状癌、髓样癌、未分化癌。

分化型甲状腺癌（differentiated thyroid carcinoma，DTC）患者经规范化治疗后总体预后较好，10 年存活率高达 93%，但其中约 30% 的 DTC 患者会出现复发或转移，约 2/3 发生在术后 10 年内；髓样癌次之；未分化癌较少采取手术治疗，预后很差。

甲状腺全 / 近全切除术后复发率较低，低危组病例腺叶切除术后 30 年复发率为 14%，而全切除术为 4%。而高危组患者，有报道称 TNM Ⅲ 期病例腺叶切除后局部复发率为 26%，全切除后局部复发率为 10%。

81. 甲状腺癌手术后需不需要定期复诊?

需要。

甲状腺癌（thyroid carcinoma，TC）术后患者规范化随访与监控十分重要。复诊内容包括颈部和肺部检查、甲状腺功能、甲状腺球蛋白水平、碘 -131 治疗长期安全性等。随访时间根据肿瘤的组织类型、治疗手段、复发风险以及治疗效果而定。

82. 甲状腺癌手术后多长时间需要复诊?

因疾病而异。

根据病理分型来看，欧洲肿瘤内科学会（European Society for Medical Oncology，ESMO）指南提出，分化型甲状腺癌（differentiated thyroid carcinoma，DTC）患者应在术后 6 ~ 18 个月行颈部超声检查和甲状腺球蛋白（thyroglobulin，Tg）、促甲状腺素受体抗体（Tg antibody，TgAb）监测，随后的复诊时间将取决于首次复诊结果而定；对于生化疗效不确切的低危或中危乳头状癌（papillary thyroid cancer，PTC）患者，应每 6～12 个月进行血清 Tg 和 TgAb 检测，并进行颈部超声检查；高风险的 PTC 患者、低分化的 TC 患者或侵入性广泛的滤泡状癌（follicular thyroid cancer，FTC）患者，若术后疗效满意或生化疗效不确切，应每 6～12 个月评估血清 Tg、TgAb 水平；此外，若自行检查颈部时发现结节、肿块等异常，应及时就诊。

根据手术方式来看，中国临床肿瘤学会（Chinese Society of Clinical Oncology，CSCO）《持续 / 复发及转移性分化型甲状腺癌诊疗指南》指出，甲状腺全切术后 1～3 个月、清甲前 3 个月、清甲后 3 个月、术后 6～12 月，为超声检查时机，结合血清 Tg 水平。对于高危患者，推荐每年 1～2 次超声检查；甲状腺侧叶切除术后 6～12 月行首次超声检查，并根据复发风险，定期复查。

83. 甲状腺癌手术后复查该关注哪些生化指标？

甲状腺癌术后复查生化指标主要包括：甲状腺功能、甲状腺球蛋白水平、甲状腺球蛋白抗体、甲状旁腺激素、电解质等。针对甲状腺髓样癌还需要特别关注术后降钙素和癌胚抗原水平。

84. 甲状腺癌手术后，哪些指标或检查异常表明有复发或转移的可能？

以下异常提示有复发或转移的可能。

☆无 TgAb 干扰下，低血清 Tg 水平具有较高的阴性预测价值，如促甲状腺激素抑制状态下 Tg 检测不到（< 0.2ng/ml）或刺激性 Tg < 0.1ng/ml，提示疾病很可能达到完全缓解；Tg 水平增高（如抑制性 > 1ng/ml）则提示存在 DTC 持续/复发的可能。而与碘 -131- 全身显像显示残余甲状腺不匹配的可疑增高清甲治疗前刺激性 Tg（preablative stimulative Tg，ps-Tg）水平可能提示远处转移的存在。

☆超声检查发现可疑颈部淋巴结（微钙化、部分囊性变、周围或弥漫性血流信号增多、高回声组织类似甲状腺腺体回声）。

☆超声发现甲状腺床异常（长轴显示为椭圆形、横切面显示纵横比大于 1、低回声、微钙化和囊性变、不规则边界、血流信号增加）。

髓样癌术后应关注血清降钙素和CEA水平加倍（即肿瘤标志物水平翻倍的时间间隔）。降钙素倍增时间超过6个月，其5年和10年生存率分别为92%和37%。较短的倍增时间预示着存活率显著下降（5年和10年分别为25%和8%）。血清降钙素水平超过500pg/ml提示为远处转移性疾病；未分化癌则较少采取手术治疗。

85. 发现甲状腺癌复发或转移怎么办？

甲状腺癌复发的治疗原则以外科手术切除为主。

因甲状腺癌对放射治疗敏感性差，单纯放射治疗对甲状腺癌的治疗只有姑息疗效。具体实施方案应根据手术切除情况、病理类型、病变范围、年龄等因素决定。

对于复发性和转移性分化型甲状腺癌应尽早治疗，方案包括手术切除、对可摄取碘-131的病灶行碘-131治疗、外照射治疗、L-T4抑制治疗下的随诊观察、试验性治疗（如靶向药物、射频消融、经皮超声引导乙醇注射）等。对于有手术指征且可行手术切除的病灶应首选手术治疗。选择再次手术时，应由临床经验丰富的甲状腺专科医生实施手术，有时需结合多学科团队（胸外科、血管外科、耳鼻喉科、骨肿瘤科、整形外科等）协助，控制肿瘤局部复发的重点在于尽可能地切除肉眼可见的肿瘤。

86. 甲状腺癌手术后出现哪些异常情况时需要及时处理？

甲状腺癌手术后血肿是患者术后出现异常情况的主要原因。

术后血肿的危险是血肿压迫气管引起窒息，可直接危及生命。

血肿一般发生在术后 24～48 小时内，多发生在 24 小时内。甲状腺术后血肿原因可能是出血或引流管堵塞，引流不畅造成的。术后血肿的处理：①皮下出血，只是皮下淤血，无压迫症状，一般出血能自行停止，不必特殊处理，但需要密切观察；②已产生压迫症状时，应果断将患者送入手术室，迅速打开伤口，清除积血，解除压迫，冲洗伤口；③对于颈部肿胀明显、压迫症状严重，患者出现严重的呼吸困难、全身缺氧表现明显、来不及送入手术室者，可就地快速打开伤口清除积血，解除呼吸道梗阻。如喉头水肿明显，呼吸困难不缓解时，应及时气管切开。

87. 甲状腺癌可以吃保健品吗？

可以吃，但其作用不能无限夸大。

肿瘤患者首先应该进行正规系统的治疗，如手术、放化疗、中药、营养支持等治疗方法，这些正规治疗的作用是保健品所无法替代的。肿瘤患者在选择保健品时，首先要想到，这仅是保健品而不是治疗药，其次要仔细阅读说明书，了解保健品的主要功效，对症选购，最后还要注意是否有保健品标志、批号、生产厂家等。

最好在专业医生、营养师的指导下选择保健品。

88. 甲状腺癌手术后可以吃海鲜吗？

可以。

海鲜这类食物含有丰富的蛋白质，而肿瘤患者在各个治疗阶段都非常需要蛋白质，因为蛋白质可促进细胞组织修复，所以甲状腺癌患者当然可以吃海产品，但在接受碘治疗期间应限制食用。还有最重要的是要选择新鲜、符合卫生安全的海产品，患者吃了才有营养价值。

89. 手术切口能涂祛疤膏吗？有效吗？

可以涂祛疤药物，部分患者可以通过药物淡化瘢痕（俗称疤痕）。

因为甲状腺癌手术的伤口瘢痕位置在颈部，不容易被遮盖，因此会给患者带来外观的困扰。当伤口恢复，不需要换药后，可以购买消除瘢痕的敷料，粘贴于瘢痕处，以预防瘢痕组织的形成。或穿高领的衣服遮挡，女患者可用丝巾、项链遮盖，以达到修饰的效果。必要时，可以至皮肤科或整容外科求助，可以通过手术来达到美化外观的效果。

90. 腔镜甲状腺手术后胸口皮肤麻木感多久能恢复？有特效药吗？

麻木感一般 3 个月能够恢复，没有特效药物。

可口服一些营养神经药物，如维生素 B_1、维生素 B_{12} 等。伤口长好后可辅以理疗恢复。

91. 怀孕或哺乳会引起甲状腺癌复发吗?

不会。

大多数研究表明,妊娠不会使分化型甲状腺癌患者的预后变差。一旦发现 DTC(分化型甲状腺癌),手术可以推迟到分娩后,不会影响肿瘤复发率及死亡率。但妊娠对甲状腺髓样癌及未分化癌的影响尚不清楚。

研究发现,对于妊娠之前没有残留病灶或生化指标无异常的女性,妊娠并不会导致肿瘤复发率的升高;但对于妊娠期还残留病灶或生化指标正常的女性,妊娠可能就是甲状腺癌复发的促进因素。

指南推荐,在孕前无证据证实甲状腺癌术后复发的患者,不需要进行密切的超声或血清 Tg 水平的监测。在孕前治疗效果不满意或考虑有肿瘤复发、肿瘤残留的患者,须进行超声和血清 Tg 水平的监测。

92. 甲状腺功能达到什么标准才可以怀孕?

手术后如进行 TSH 抑制治疗,必须考虑到孕妇甲状腺功能的波动对胎儿的影响。因此，妊娠期的主要任务是密切监测，个体化用药，将 TSH 维持在预期的范围内。指南推荐，无病灶，即颈部超声和血清甲状腺球蛋白（Tg）均为阴性的患者，TSH 可以维持在 0.3 ~ 2.0mU/L。无病灶，但属于高危的患者，TSH 应维持在 0.1 ~ 0.5mU/L。存在顽固性病灶的患者，TSH 应维持在 < 0.1mU/L。

93. 甲状腺癌手术后可以配合中医中药治疗吗？

可以。

目前，中医在治疗甲状腺癌方面，一是配合手术、化疗、放疗，在减轻不良反应、提高体力、改善食欲、抑制肿瘤发展、控制病情等方面起到辅助治疗及终末期支持治疗作用；二是作为不接受手术和放化疗患者的主要治疗手段。适应人群：围手术期、放化疗、靶向治疗期间、治疗后恢复期及晚期患者。

94. 甲状腺疾病患者能否接种新冠疫苗？

部分患者可以接种新冠疫苗。

具体如下：①已经诊断并服用稳定剂量左甲状腺素（优甲乐）的甲状腺功能减退患者，可以进行接种；②甲状腺功能减退患者 TSH > 10μIU/L，且 T3、T4 低于正常值时，建议暂缓接种；③未控制的甲状腺功能亢进或甲亢性突眼患者，建议暂缓接种；④正在服用治疗甲状腺功能减退的左甲状腺素（优甲乐）或抗甲状腺药物甲巯咪唑（赛治、他巴唑）、丙硫氧嘧啶，不作为疫苗接种的禁忌。

95. 甲状腺癌术后，为什么要服用甲状腺素？

常用的甲状腺素片有优甲乐，化学名为左甲状腺素钠片，相同的药品还有加衡或雷替斯等，甲状腺癌术后服用这类药物的目的主要有两个。

☆替代治疗

主要是替代原有甲状腺的功能。由于手术已经切除甲状腺，不能产生甲状腺激素，因此需要外源性补充甲状腺激素。

☆抑制治疗

甲状腺素可抑制垂体促甲状腺激素的释放，主要是抑制肿瘤的复发。对于乳头状癌和滤泡状癌，癌细胞膜表面有促甲状腺素（TSH）受体表达，TSH与TSH受体结合后，可能刺激复发和转移。一般认为服用甲状腺素钠（优甲乐及加衡或雷替斯等）能把TSH抑制在较低的水平，从而降低TSH对癌细胞的活性刺激，减少肿瘤复发和转移机会。

96. 甲状腺癌术后，需要终身服用甲状腺素吗？

需要。

主要有两个目的，一是服用甲状腺素片可使剩余甲状腺组织不再发育增生；二是服用甲状腺素片可以控制甲状腺癌的复发或转移。分化型甲状腺癌患者一般会切除甲状腺，全部切除或者是仅保留少部分甲状腺。切除后，甲状腺整体的数量和质量就会明显降低，甲状腺功能亢进而降低，所以需要长期服用甲状腺素。另外，服药也要考虑其患者的情况，如患者有心脏病，服药后心率如果增加明显，可以适当减量。

97. 哪些恶性甲状腺结节能做消融术呢？

甲状腺消融术的适应证需同时满足以下 9 条：①非病理学高危亚型；②肿瘤直径 ≤ 5 毫米（对肿瘤四周均未接近包膜者可放宽至直径 ≤ 1cm），且结节距离内侧后包膜 > 2 毫米；③无甲状腺被膜受侵且无周围组织侵犯；④癌灶不位于峡部；⑤无多灶性甲状腺癌；⑥无甲状腺癌家族史；⑦无青少年或童年时期颈部放射暴露史；⑧无淋巴结或远处转移证据；⑨患者经医护人员充分告知后，仍拒绝外科手术，也拒绝密切随访。

98. 服用甲状腺素有哪些注意事项？

☆早晨空腹服用，且至少在饭前半个小时服用。

☆不能擅自增减药量，更不能擅自停药，必须严格遵医嘱用药。

☆用药期间应避免食用葡萄汁、西柚汁、大豆制品。因为这些食物会降低优甲乐的药物吸收，影响药物疗效。

☆用药期间要定期检查血清甲状腺素水平。

☆与多种药物可能存在相互作用，如苯妥英钠、消胆胺、抗酸类药物，以及含铝的胃黏膜保护剂，如果服药时间相距较近的话，影响该药物的吸收，所以不可以与其他药物一起服用。

☆用药期间出现心悸、头痛、发热等副作用，要随时复诊，可能与药物剂量过大有关系。

99. 长期服用甲状腺素会有哪些不良反应？

服用甲状腺素的常见不良反应：①亚临床甲状腺功能亢进；②加重心肌缺血，诱发心绞痛及房颤（尤其在老年患者），增加心血管事件风险；③增加骨质疏松及病理性骨折风险。

如出现上述情况，应咨询专科医生，在医生指导下采取每日剂量调整或停药几天。一旦上述症状消失后，患者应谨慎地重新开始药物治疗。对本品中的成分过敏的患者，可能会出现过敏反应，尤其可能发生皮肤及呼吸道过敏反应。

100. 颈部转移性淋巴结可以做消融治疗吗？

部分情况下可以考虑做消融治疗。

对于甲状腺癌患者首诊发现的淋巴结转移，外科手术清扫是标准的首选治疗方案，故明确反对首诊患者淋巴结转移采取消融治疗。但对已行规范性外科手术切除及颈淋巴结清扫术后再次出现淋巴结复发或转移的，国际上已有多个指南或共识提出了可考虑采取热消融治疗的方式来处理。

我国的专家共识认为，外科治疗依然是甲状腺癌复发、转移性淋巴结的首选治疗，但对符合以下适应证的患者，在充分告知前提下，可选择热消融治疗。颈部转移性淋巴结需同时满足以下条件：①根治性治疗后，颈部淋巴结再次复发转移的；②影像学提示转移性，FNA 证实转移性淋巴结；③经评估，患者存在手术困难且自身条件不能耐受外科手术或患者主观意愿拒绝外科手术治疗的；④转移性淋巴结碘-131 治疗无效或患者主观意愿拒绝碘 -131 治疗的；⑤转移性淋巴结能够与大血管、重要神经分离且有足够安全的操作空间。

参考文献

[1] 中华人民共和国国家卫生健康委员会.甲状腺癌诊疗规范(2018年版)[J/OL].中华普通外科学文献:电子版,2019,13(1):1-15[2022-05-30].http://qikan.cqvip.com/Qikan/Article/Detail?id=7001283908

[2] WHO/IARC. World Cancer Report 2014［M］. Lyon: IARC Press,2014:738-750.

[3] 杨雷,郑荣寿,王宁,等.2010年中国甲状腺癌发病与死亡情况［J］.中华预防医学杂志,2014,48(8):663-668.

[4] 中华人民共和国国家卫生健康委员会.甲状腺癌诊疗规范(2018年版)[J/CD].中华普通外科学文献(电子版),2019,13(1):1-15.

[5] 赫捷,陈万青.2012中国肿瘤登记年报［M］.北京:军事医学科学出版社,2012:105-108.

[6] 郑荣寿,孙可欣,张思维,等.2015年中国恶性肿瘤流行情况分析［J］.中华肿瘤杂志,2019,41(1):19-28.

[7] 李乐之,路潜.外科护理学[M].6版.北京:人民卫生出版社,2012:453-463.

[8] 田文,郗洪庆,王冰.重视甲状腺癌术后规范化长期随访[J].中国实用外科杂志,2017,37(09):937-940.

[9] 中国临床肿瘤学会指南工作委员会.持续/复发及转移性甲状腺癌诊疗指南[M].北京:人民卫生出版社,2018:4-28.

[10] 王晓雷,徐震纲.甲状腺癌复发与转移的处理[J].中国医刊,2007(06):11-14.

[11] 王晓雷.应对甲状腺癌专家谈[M].北京:中国协和医科大学出版社,2014:144.

[12] 王晓雷.甲状腺癌患者护理与家庭照顾[M].北京:中国协和医科大

学出版社，2016：12.

[13] 郑向前，高明.甲状腺肿瘤百问百答 [M].天津：天津出版传媒集团，2018：8.

[14] 王梦一，廖泉.妊娠期甲状腺癌多学科综合治疗 [J].中国实用外科杂志，2019，39（3）：223-225.

[15] 甲状腺良性结节、微小癌及颈部转移性淋巴结热消融治疗专家共识 (2018 版)〔J〕.中国肿瘤，2018，10：768-773.

[16] 甲状腺围手术期甲状旁腺功能保护指南 (2018 版)〔J〕.中国实用外科杂志，2018，38(10)：1108-1113.

[17] 高明，葛明华.甲状腺肿瘤学 [M].北京：人民卫生出版社，2018：195.

[18] 陈孝平，汪建平.外科学 [M].9 版.北京：人民卫生出版社，2018：240.

[19] 刘玉村，朱正纲.普通外科学分册 [M].北京：人民卫生出版社，2015：208.

[20] 朱精强，赵婉君，苏安平.甲状腺术后并发症及预防 [J].西南医科大学学报，2019，42(4)：303-307.

[21] 高翔，魏兴梅，胡亚，等.甲状腺术前选择性喉镜检查替代常规喉镜检查可行性分析 [J].中国实用外科杂志，2020，40(10):1202-1204，1206.

[22] 梁飞雁，饶静云，张带兄，等.术前改良体位训练对甲状腺肿瘤患者手术的影响 [J].护理实践与研究，2019，07(28)：9672-9676.

[23] 樊倩.腔镜甲状腺切除患者围术期护理观察〔J〕.中外医学研究，2017，15(3)：63-64.

[24] 朱宝燕，李智林.快速康复护理在甲状腺癌围手术期护理中的应用〔J〕.护理研究，2020，34(17)：3164-3167.

[25] 黄静，章新亚，梁冠冕，等.集体颈肩操锻炼在甲状腺癌术后患者早期功能康复中的应用效果〔J〕.中华现代护理杂志，2016，

28(11)：1674-1675.

[26] 谢慧丽. 甲状腺次全切除术后的护理 [J]. 河南外科学杂志，2017，23(5)：169.

[27] 许振雄. 甲状腺手术后呼吸困难 12 例分析 [J]. 中国现代药物应用，2015，(8)：84-85.

[28] 陈燕青，王家东，徐雅男，等. 布地奈德雾化吸入对全身麻醉气管插管术后咽喉部并发症的缓解作用 [J]. 上海交通大学学报 (医版)，2011，31(12)：1746-1749.

[29] 朱琳，段清萍，黄俊平，等. 腔镜甲状腺术后早期颈部冰敷的效果观察 [J]. 护理学杂志，2012，27(10)：61-62.

[30] 霍红，朱莹. 盐袋颈部压迫在甲状腺术后的临床应用 [J]. 中国基层医药，2013，20(4)：623-624.

[31] 陈萍，李健君. 早期颈肩功能锻炼对预防甲状腺癌功能性颈淋巴清扫术后颈肩综合征的影响 [J]. 现代实用医学，2015，27(10)：1388-1389.

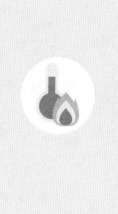

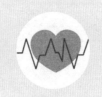

55检